DISSERTATION CRITIQUE

SUR LES SEULES CAUSES POSSIBLES

TANT DU

CHOLÉRA-MORBUS

QUE DE TOUTES LES MALADIES CONTAGIEUSES,

ET SUR LA NATURE

DES SEULS REMÈDES QUI PUISSENT LES COMBATTRE AVEC SUCCÈS,

PAR L. F. GRASLIN,

CONSUL DE FRANCE A SANTANDER, CHEVALIER DE LA LÉGION-D'HONNEUR, MEMBRE-HONORAIRE DE
LA SOCIÉTÉ FRANÇAISE DE STATISTIQUE UNIVERSELLE.

A PARIS,

CHEZ
MIGNERET, Imprimeur-Libraire, rue du Dragon, N.° 20;
DENAIX, Libraire, rue du Faubourg Saint-Honoré, N.° 62;
MANSUT fils, Libraire, rue de l'École de Médecine, N.° 4;
Et DELAUNAY, Libraire, Palais-Royal.

1.er JUILLET 1832.

DISSERTATION CRITIQUE

SUR LES SEULES CAUSES POSSIBLES

TANT DU

CHOLÉRA-MORBUS

QUE DE TOUTES LES MALADIES CONTAGIEUSES,

ET SUR LA NATURE

DES SEULS REMÈDES QUI PUISSENT LES COMBATTRE AVEC SUCCÈS ;

Par L. F. GRASLIN,

CONSUL DE FRANCE A SANTANDER, CHEVALIER DE LA LÉGION-D'HONNEUR, MEMBRE-HONORAIRE DE
LA SOCIÉTÉ FRANÇAISE DE STATISTIQUE UNIVERSELLE.

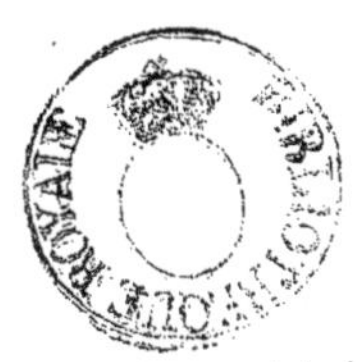

A PARIS,

CHEZ
{
MIGNERET, Imprimeur-Libraire, rue du Dragon, N.° 20 ;
DENAIX, Libraire, rue du Faubourg Saint-Honoré, N.° 62 ;
MANSUT fils, Libraire, rue de l'École de Médecine, N.° 4 ;
Et DELAUNAY, Libraire, Palais-Royal.

1.er JUILLET 1832.

DISSERTATION CRITIQUE

SUR LES SEULES CAUSES POSSIBLES

TANT DU CHOLÉRA-MORBUS

QUE DE TOUTES LES MALADIES CONTAGIEUSES,

ET SUR LA NATURE

DES SEULS REMÈDES QUI PUISSENT LES COMBATTRE AVEC SUCCÈS.

Utilis urbi,
Si das hoc parvis quoque rebus magna juvari.
(Horat. : Epist. I, Lib. 2.)

Un Philosophe, bel-esprit du 17.ᵉ siècle, disait à ses contempo-
rains et à la postérité : « *Il est une affliction à laquelle je suis telle-*
» *ment sensible, que je ne trouve point de forces dans toute la philoso-*
» *phie qui me la puisse faire soutenir ; c'est celle qui me vient des cala-*
» *mités publiques auxquelles mes sentimens s'intéressent malgré*
» *moi* (1). » Et moi aussi, toujours Français sur une plage étrangère, je frémis, malgré moi, à l'approche du fléau dévastateur

(1) Saint-Evremont, Œuvres mêlées, etc., tome VI, page 53. Londres, 1711.

1

qui menace d'envahir le sol de ma patrie (1) : mais je ne ferais
point étalage de cette affection douloureuse, si je n'avais à produire
que l'expression d'une stérile sensibilité.

La description que Thucydide nous a laissée de la maladie contagieuse qui, pendant la guerre du Péloponèse, porta ses ravages
depuis l'Éthiopie jusque dans la Grèce, nous présente le tableau
de la plus affreuse des calamités dont l'espèce humaine puisse être
affligée (2). Si nous en croyons les brillantes imitations que nous
en devons à Virgile et à Lucrèce, tous les êtres organisés furent
également frappés de ce fléau : il n'épargna pas plus les monstres
marins, les habitans des airs et ceux des forêts, que le fidèle com-
pagnon de l'homme (3). Les succès éclatans que le Prince de la
médecine avait obtenus dans plusieurs villes de la Grèce, contre
cette horrible contagion, n'empêchèrent pas Thucydide de s'écrier
dans une inspiration prophétique : « *Que chacun, soit médecin,*
» *soit étranger à l'art de la médecine, raisonne sur cette affreuse*
» *maladie; qu'il recherche à quel principe il est plus vraisemblable de*
» *l'attribuer, et quelles peuvent être les causes assez puissantes pour*
» *produire un si grand bouleversement dans la nature.* »

Plus de vingt-deux siècles se sont écoulés depuis que cet appel a
retenti dans la Grèce, et cependant il n'y a encore été répondu
que par de savantes, mais trop vaines conjectures : loin que la
médecine soit parvenue à découvrir la nature, ou la modalité de
cette puissance active qui se propage d'un pôle à l'autre, et qui
porte dans toute l'économie animale la plus prompte désorganisation, à peine de nos jours lui est-il possible de combattre ses ra-

(1) Ce Mémoire a été adressé à Paris depuis le 31 janvier, époque à laquelle
le choléra-morbus n'avait pas encore passé le détroit : son impression a été retardée
jusqu'à ce moment, par des difficultés qu'il n'a pas été en mon pouvoir de sur-
monter.

(2) Thucydide, lib. 2, cap. 48.

(3) Virgile, Géorg., lib. 3, vers 474. — Lucrèce, lib. 6, vers 1095 *et seq.*

(3)

vages avec autant de succès que les médecins de la plus haute
antiquité. J'essayerai d'abord d'établir cette proposition : j'en
conclurai que, si de profondes recherches, des essais multipliés,
des actes du plus sublime dévouement, attestent les travaux scientifiques et les héroïques sacrifices de la Faculté de Médecine, ils
proclament aussi que l'objet de ces investigations n'est pas exclusivement placé dans ses attributions. Cette conclusion, que pronos-
tiquait déjà l'appel de Thucydide, ouvrant la carrière à tout pro-
fâne, j'oserai reproduire et appuyer une hypothèse qui a été
entrevue des temps anciens et des temps modernes, mais qui
semble tombée dans l'oubli, quoique, suivant les plus fortes probabilités, on ne parviendra, qu'en donnant une grande extension
au cercle étroit dans lequel elle a toujours été renfermée, à découvrir la nature des funestes agens de toutes les maladies pestilentielles et contagieuses. Nul doute que, pour attaquer un ennemi
si redoutable, avec l'espoir d'en triompher, la première, la
plus importante des conditions, ne soit celle de le bien connaître.

Ce fut pendant la seconde année de la guerre du Péloponèse,
que la ville d'Athènes fut frappée de la maladie contagieuse dont
Thucydide nous a fait connaître les effrayans caractères. Acron,
médecin d'Agrigente, y fit allumer, dans tous les quartiers, des
feux en grand volume; il y purifia l'air par diverses fumigations,
et parvint à anéantir entièrement ce fléau. Empédocles, non
moins célèbre par ses profondes connaissances en médecine que
par ses hautes spéculations philosophiques, diminua ses ravages
en faisant combler les gorges de l'Etna; Jachen, l'Egyptien, et
quelques autres médecins, laissèrent aussi dans la Grèce de glo-
rieux souvenirs des éminens services qu'ils rendirent à l'humanité
dans ces jours de désolation. A cette même époque, Hippocrate,
déployant toutes les ressources de son génie, parcourait plusieurs
villes de la Grèce en vainqueur de ce fléau, comme l'atteste le

témoignage irrécusable de Varron (1) : il semblait même le chas-
ser devant lui, selon les expressions de Fabius Paulinus : *Pestem
depellens, ut eum fecisse constat.* Rappelé plus tard à Athènes, où
la peste venait de se reproduire avec une nouvelle fureur, il en
délivra si complètement cette ville, qu'il reçut des Athéniens une
couronne d'or et les récompenses les plus honorables. Cependant,
quelques générations avant l'époque où vivait ce grand homme,
dont la naissance remonte à l'an 460 avant l'ère chrétienne, la médecine obtenait déjà, contre les maladies pestilentielles, des succès
incontestables. Si nous en croyons le témoignage purement historique de Pausanias, lorsque les Amphictyons faisaient le siège de
Crissa, pour punir ses habitans de leurs spoliations sacrilèges, la
peste porta dans le camp des assiégeans les plus terribles ravages.
Mais Nébrus, trisaïeul d'Hippocrate, les ayant bientôt délivrés de
ce fléau, ils entrèrent dans la ville et ne laissèrent pas trace de son
existence.

Il ne serait pas impossible d'établir, sur les inductions les plus
directes, que, dans les temps qui précédèrent l'établissement de
la première olympiade, c'est-à-dire dès le temps héroïque, on em-
ployait dans la Grèce, pour combattre les maladies pestilentielles,
des moyens plus efficaces que ceux dont on fait usage de nos jours,
soit que l'enceinte plus resserrée des villes permît de les soumettre
à des fumigations plus complètes, soit qu'il entrât dans ces fumigations des substances qui nous sont inconnues, soit enfin qu'on
eût recours à des procédés dont les siècles nous ont dérobé la con-
naissance. Le trop crédule, mais véridique Pausanias, nous apprend aussi qu'Yphitus en Elide, Corœbus à Argos, Thalétas à
Lacédémone, Epiménides à Athènes, les conseils d'un oracle à
Potnies, firent promptement cesser la peste par le rétablissement
des jeux olympiques, par des expiations, par des sacrifices, etc.,

(1) Varron : *De re rusticd*, lib. 1, cap. 4.

etc. (1). Or, ne suffit-il pas de dégager ces faits historiques de
leurs accessoires fabuleux, pour qu'il en résulte que les principales
villes de la Grèce , par suite de leurs très-anciennes communica-
tions directes et indirectes avec l'Egypte, furent, à diverses épo-
ques, infectées de maladies pestilentielles, et que dès leur mani-
festation elles y furent détruites par des procédés chimiques ou
pharmaceutiques, accompagnés de quelques pratiques supersti-
tieuses ? Si, dans ces circonstances, les dieux du paganisme usur-
pèrent l'honneur d'avoir délivré la Grèce de ces fléaux, est-il donc
nécessaire, pour expliquer cette aberration de l'esprit humain,
d'en chercher la cause dans la barbarie de ces temps reculés ?

J'ai beaucoup entendu vanter en Espagne, comme une invention
moderne , le procédé qui se pratique tous les ans à Madrid, lorsque plusieurs millions de Mérinos passent de la Vieille-Castille dans
les plaines de l'Estremadure , et qui n'a pas été oublié dans la
dernière épidémie de Barcelone , celui de faire circuler dans une
ville des troupeaux de moutons pour leur faire absorber les germes
de toute maladie contagieuse. Mais , en cela encore, l'imitation
de l'antiquité peut-elle être révoquée en doute ? Dans la ville de
Tanagre en Béotie , un temple était dédié à Mercure , sous le
nom de *Criophorus ,* ou Porte-Bélier, parce qu'il avait délivré
cette ville de la peste , en portant autour des murs un bélier sur
ses épaules. C'était en mémoire de ce bienfait, que tous les ans ,
le jour de la fête de Mercure , le plus beau jeune homme de la
ville était choisi pour répéter la même cérémonie (1). On ne m'op_
posera pas que cet acte religieux ne reposait que sur une tradition
fabuleuse : ce serait ignorer que presque toutes les fables des Grecs
étaient brodées sur un canevas historique.

Ici même je me demande envain dans quel but d'utilité générale

(1) Pausanias , lib. 1 , cap. 14 et 43; lib. 5 , cap. 4.
(2) Pausanias , lib. 9 , cap. 22.

les temps modernes essayent d'imiter cette pratique de l'antiquité ;
prend-on le soin , tous les ans , de soumettre à des observations
microscopiques les toisons des troupeaux qui ont circulé dans les
murs de Madrid? Cette expérience a-t-elle été faite dans la dernière
épidémie de Barcelone? Le bélier qu'on portait tous les ans autour
des remports de Tanagre , était du moins , immolé après cette cérémonie. Cette mesure de prudence est-elle également imitée de
nos jours ? Non , des milliers de troupeaux vont porter plus loin
les maladies dont on suppose qu'ils ont absorbé les germes.

Si je m'adressais donc à ces estimables savans qui ont consacré leurs
veilles à l'étude de l'art le plus utile à l'humanité , qui ont dévoué
tous les momens de leur existence au soulagement de leurs semblables ; si j'osais demander à ces dignes successeurs d'Hippocrate ,
quels ont été , depuis plus de 2000 ans , les progrès de la science
médicale dans le traitement des maladies pestilentielles et contagieuses , nul doute qu'ils ne me répondissent unanimement qu'elle
est restée stationnaire ; que ne pouvant attaquer , ni dans sa
source , ni dans son essence , une cause qui se dérobe à ses investigations , la médecine est encore réduite à de timides tâtonnemens
pour combattre exclusivement les terribles ravages de cet agent
inconnu.

Puisque c'est cette cause inconnue, ou du moins sa nature , qu'il
importe si essentiellement de bien connaître, pourquoi donc le
philosophe , si fertile en hypothèses ; le physicien , tout-à-fois
chimiste et géomètre ; l'entomologiste familiarisé avec les observations microscopiques ; l'opticien , qui peut étendre à l'infini la
sphère de ces investigations , n'ont-ils pas encore réuni leurs efforts
à ceux insuffisans de la médecine , pour résoudre un problème
d'une si haute importance ? Que reste-t-il donc à faire à la Faculté
de Médecine ? N'a-t-elle point assez souvent porté le scalpel sur les
organes des victimes de la peste , de la fièvre jaune , du vomito-
negro et du choléra morbus ? Les rangs des médecins et des chi-

rurgiens de la marine Française n'ont-ils pas assez été éclaircis par leur généreux dévouement dans les Échelles du Levant , dans les Antilles , à Madagascar , à Batavia , dans les Iles Philippines , et sur plusieurs autres points de la terre ? Faut-il que des Vailli , des Fsirth , et tant d'autres s'inoculent encore , dans les deux mondes , la peste et la fièvre jaune , sans qu'ils puissent emporter dans la tombe le seul prix qui serait digne de leur généreuse ambition ? Faut-il que ce héros de l'humanité , le savant et célèbre Pariset , aille laisser les cendres d'un autre Bailly dans les catacombes d'une autre Barcelone, qu'il aille encore braver la peste sur le sol funeste et barbare où elle est endémique ? Non , il faut oser le dire : tant d'actes d'héroïsme eussent , à juste titre , obtenu des statues dans la Grèce ; mais ils ne pouvaient conduire qu'à examiner encore des lésions organiques mille fois examinées , sans espoir de découvrir la nature des causes infectantes et de connaître les substances qu'il faut leur opposer pour changer leurs funestes propriétés en réagissant sur elles. Aussi le célèbre Celse ne s'est-il permis d'indiquer un seul remède contre la peste , et s'est-il borné à conseiller le régime prophylactique ou préservatif , que la médecine recommande encore de nos jours (1).

Et si le médecin voulait attaquer , sur le malade, la cause même des contagions pestilentielles , sur quelles bases , garanties par l'expérience , ou justifiées du moins par une conviction générale , pourrait-il établir un système d'extinction ou de neutralisation ? Tant qu'il sera , sur l'essence de cette cause immédiate , dans une ignorance si complète qu'il ne pourra même pas déterminer à quel règne de la nature elle appartient , la voix de sa conscience ne lui répétera-t-elle pas toujours : *ignoti nulla est curatio morbi ?* En effet , il ne s'agit point ici de s'exposer à une légère erreur ; d'attribuer cette cause à des substances plus ou moins analogues

(1) Celse , *A. Corn. Celsi de Medecina* ; lib. 1 , cap. 10.

par leur modalité, ou par la nature de leur action sur les corps organisés : il s'agit de prononcer entre plusieurs hypothèses qui toutes ont trouvé de savans défenseurs, et qui, néanmoins, se détruisent réciproquement. Suivant l'une, il s'agirait de combattre des *detritus*, combinaisons végétales qui, produites par la chaleur et par l'humidité, se volatilisent en fermens vénéneux, et trouvent un véhicule dans l'exhalaison des vapeurs atmosphériques ; suivant une autre, il faudrait neutraliser des émanations minérales et délétères, dont le foyer est au sein de la terre, et qui s'en exhalent lorsqu'elle éprouve de violentes commotions, ou lorsqu'une longue continuité de chaleurs fait pénétrer à une grande profondeur les crevasses qui la sillonnent à sa superficie ; suivant une troisième, il faudrait s'opposer aux ravages de quelques-uns de ces fluides aériformes qui, sous le nom de *gaz*, sont appelés par la philosophie moderne à jouer un si grand rôle dans les plus hautes régions de ses spéculations systématiques ; suivant une autre, enfin, il faudrait anéantir des myriades d'animalcules, atômes vivans, quoique invisibles, ailés ou portés par des courans d'air, et qui, remplissant l'atmosphère, ont les funestes propriétés de s'introduire dans les corps organisés et d'exercer leur action destructive sur tous les liens de l'économie animale. Ces hypothèses ont été suivies de plusieurs autres. Quelques succès, obtenus par des fumigations acides, ont fait penser que les émanations infectantes étaient de nature alcaline : le docteur Mitchill, au contraire, les a supposées de nature acide et a préconisé les alcalis pour les neutraliser, etc. *Scinditur incertum studia in contraria vulgus.*

N'est-il donc pas démontré, par le conflit de ces hypothèses, que la nature couvrira d'un voile mystérieux la véritable cause des maladies pestilentielles, tant que la solution de ce problème sera exclusivement abandonnée aux observations et aux essais de la médecine ; que cette solution réclame, avec urgence, non seule-

ment le concours de tous les corps savans, mais de puissans en-
couragemens, dont l'utilité serait bien plus évidente que celle des
prix qui ont été attachés à la découverte d'un passage toujours
dangereux au milieu d'un Océan de glace ?

Etranger à la Faculté de médecine ; me reconnaissant beaucoup moins le droit que l'honneur d'appartenir à un corps savant, j'aurais pu m'en tenir à cette importante conclusion. Néanmoins, je m'autoriserai de l'appel de Thucydide pour soumettre
à des juges éclairés quelques observations sur les seules causes
possibles de toute infection contagieuse Aidé des simples
lumières de la raison, je ne pourrai leur présenter qu'une hypothèse fondée sur des probabilités. Mais je n'hésite point à le faire,
dans l'espoir que l'une de ces réflexions pourra devenir l'objet de
leurs méditations et de quelques nouvelles expériences.

L'un des plus épouvantables caractères des maladies pestilentielles et contagieuses, est la funeste propriété qu'elles ont généralement de ne tomber, sous des latitudes septentrionales, dans
une léthargie momentanée, que pour reprendre bientôt, sous ces
mêmes latitudes, leur activité destructive, et de se propager, pendant plusieurs années, d'une extrémité du globe à l'autre, le plus
souvent sans rien perdre de leur puissance désorganisatrice. Né
sur les rives du Gange, dans l'année 1817, le choléra-morbus
s'est dirigé d'abord vers les îles de la Sonde, et, d'année en année,
traversant toute l'Asie et gagnant la Mer Baltique, il est parvenu
en 1832 à exercer ses ravages jusque sur les côtes des Iles Britanniques. Rébelle à l'action du temps, indestructible dans sa marche,
il a donc parcouru, pendant 14 années consécutives, plus de la
moitié de la circonférence de la terre, sans qu'il soit constaté qu'il
enlève moins de victimes sur les derniers points qu'il a pu envahir qu'à l'époque de sa première apparition dans l'Inde. Cette
seule observation ne doit-elle pas faire irrévocablement abandon-
ner les hypothèses qui attribuent la cause de ce fléau à des com-

binaisons végétales , à des émanations minérales , ou à des fluides
aériformes et délétères , en un mot, à toute substance dépourvue de la faculté de se reproduire par elle-même ? Si cette cause
n'appartenait pas au règne animal , ne serait-il pas impossible
d'expliquer toutes les circonstances de sa propagation si constante,
si inaltérable , pendant un si grand nombre d'années, et celles de
sa reproduction sur toute l'étendue de l'ancien hémisphère ? En
approfondissant cette idée , serait-il même possible , abstraction
faite du concours de ces circonstances , de concevoir la contagion proprement dite , sans l'attribuer à la communication de
quelques corpuscules organisés ? Je conçois que tous les habitans
d'une ville, d'une province, d'un très-vaste pays, pourraient se
trouver enveloppés dans la sphère d'une infection produite par
des substances inorganiques (1) et qu'ils pourraient tous être
victimes de l'immense étendue de ce fléau. Mais, je ne pourrai
jamais concevoir la contagion médiate ou immédiate, bien moins
encore sa propagation à des milliers de lieues de distance et pendant le cours de plusieurs années , si je ne l'attribue pas à des substances organisées qui se multiplient par la génération et qui se
communiquent par le contact, ou qui se propagent par les véhicules
qu'elles rencontrent dans l'atmosphère. Toute substance quelconque inorganique , dont le contact médiat ou immédiat, dont l'aspi-
ration , ou l'introduction par les voies des organes, ou des pores,
aurait la funeste puissance de tarir , ou de corrompre en moi les
sources de la vie, ou celle de briser violemment les ressorts de
mon organisation ; qui ferait couler dans mes veines les glaces de

(1) Quoique le règne végétal soit aussi une organisation de la nature , pour évi-
ter de continuelles périphrases , je ne nommerai substances organiques que celles
qui sont animées ou douées d'organes sensitifs et de facultés instinctives , parce
qu'elles appartiennent plus spécialement que les produits végétaux à l'organisation
proprement dite. J'appliquerai donc le mot inorganique à toute substance inanimée
dépourvue d'organes sensitifs et de facultés instinctives.

la mort; ou qui consumerait mes entrailles des feux dévorans
de la robe de Nessus, n'épuiserait-elle pas sur moi toute son action, et ne serait-elle pas incommunicable, même par le contact
immédiat ? Si j'admets qu'une partie de substance délétère se soit
attachée à mes vêtemens, ou que mon haleine en rejette une
partie, cette cause hypothétique de contagion se reproduirait-elle
à l'infini sur des millions d'individus ; se renouvellerait-elle pendant
plus de 14 années consécutives, sur une étendue de 4,000 lieues ?
Non ; ma raison se refusera toujours à admettre cette hypothèse ;
elle se refusera toujours à n'attribuer qu'à des substances inorganiques les causes du choléra-morbus, celles de la peste qui,
dans l'année 78, enlevait à Rome 10,000 victimes par jour (1) ;
de la même calamité qui, dans le sixième siècle, parcourut tout
l'ancien hémisphère et dura plus de 50 ans ; du fléau, plus
général peut-être encore, qui, dans l'année 1347, après avoir
dépeuplé l'Afrique et l'Asie, ravagea toute l'Europe, et principalement la France et l'Angleterre.

Mais si, à la place de ces substances inorganiques, je conçois
des myriades d'atômes organisés, que certaines conditions de
chaleur et d'humidité fécondent ou développent, et élèvent dans
les régions atmosphériques ; qui tendent à s'introduire dans d'autres corps organisés par les voies de la respiration, par les autres
organes des sens et même par les pores ; qui ont également la
propriété de se fixer sur les vêtemens, de s'y multiplier, ou d'y
déposer des germes fécondés ; si leur essence, plus ou moins volatile, suivant leurs diverses espèces, leur fait trouver, plus ou
moins facilement, un véhicule dans la plus légère agitation de
l'atmosphère, ou sur les courans d'air qui suivent la pente des
fleuves ; si le fluide atmosphérique est leur élément, et s'ils peuvent s'y reproduire par la génération ; si leur adhérence, plus ou

______

(1) Fastes universels, par M. Buret de Longchamps, page 106, 7.ᵉ colonne.

moins prononcée aux corps qu'ils envahissent , rend quelques-unes de leurs espèces plus ou moins accessibles à toute action qui tendrait à les déplacer , alors tous les phénomènes de la contagion mediate ou immédiate , propagée pendant des siècles et aux distances les plus considérables , même de la contagion problématique , s'expliquent évidemment sans efforts : alors , il doit nécessairement suffire qu'un essaim de ces atômes invisibles m'enveloppe à mon insu , pour que je sois le premier foyer d'une infection pestilentielle et le premier point de départ d'une contagion qui, pendant un grand nombre d'années , pourra successivement se propager d'un pôle à l'autre. Et s'il m'était permis de donner l'extension la plus naturelle à une hypothèse fondée sur tant de probabilités , ne pourrais-je pas supposer que dans le règne végétal , comme dans le règne animal , toute contagion ne peut s'effectuer que par des reproductions et par des invasions successives de quelques atômes organisés qui , relégués dans une sphère encore inaccessible à nos sens , peuvent appartenir, suivant leurs espèces , à diverses zônes du monde microscopique ?

J'ai dû reconnaître que l'idée première de cette opinion n'est point nouvelle. Déjà le plus savant écrivain de l'antiquité, Varron, avait recommandé de ne pas établir une métairie auprès des marécages, *parce qu'ils se dessèchent dans le temps des chaleurs, et qu'alors il en sort des animalcules invisibles qui occasionnent de funestes maladies* (1). Ce fut, sans doute, sur cette indication , que le père Kircher, le plus savant homme peut-être du 17.me siècle, adopta et développa, dans un ouvrage qu'il ne m'a pas été possible de me procurer, l'opinion que la peste était produite par des atômes organisés et invisibles (2). Si cette opinion n'a point encore obtenu toute l'attention qu'elle méritait, c'est probablement parce qu'ayant

(1) Varron , *De re rusticâ.* Lib. 1 , cap. 12.
(2) Kircher , *Scrutinium physico-medicum contagiosæ luis , quæ pestis dicitur.*

toujours été présentée et considérée dans un isolement absolu de ses véritables bases philosophiques, elle paraissait introduire dans le règne animal une étrange anomalie, ou une exception purement systématique ; c'est parce qu'on n'a point encore reconnu que, pour l'asseoir sur des bases qui soient en harmonie avec le système général de la nature, il faut l'établir sur l'hypothèse tout à la fois philosophique et très-vraisemblable, que les atômes organisés qu'elle admet pour causes des maladies pestilentielles, loin d'être circonscrits dans un système organique exceptionnel, font partie d'un immense système organique qui, confondant l'orgueil humain, n'est accessible ni à nos sens ni à nos faibles instrumens d'optique, mais qui doit compléter les inexplicables phénomènes de l'organisation animale, en plaçant un monde inconnu dans les diverses zones du fluide atmosphérique. L'objet spécial dont j'ai à m'occuper ne me permet que d'appeler, sur cet immense système physiologique, les méditations de la philosophie.

S'il est vrai, néanmoins, comme on me l'assure, que dans quelques ouvrages de médecine, l'hypothèse du P. Kircher ait été reproduite ; que, dans quelques-uns même, ses grandes probabilités ayent été reconnues, n'y a-t-il pas lieu de s'étonner de ce qu'on ne s'est point encore occupé d'obtenir sa confirmation par de puissantes observations microscopiques ; de ce qu'on n'a même jamais essayé d'en faire une application spéciale dans les traitemens des maladies contagieuses ?

Quels peuvent donc être les motifs d'une si longue et si funeste hésitation ? Opposerait-on à cette hypothèse que, si la plupart des maladies pestilentielles se propagent par les vapeurs atmosphériques, il en est qui ne se communiquent que par le contact immédiat ; d'autres dont la contagion est encore une question problématique ; qu'elles varient même dans leurs symptômes et dans leurs caractères, et qu'on pourrait en conclure que leurs causes doivent être de différente nature ? Je crois avoir déjà repoussé cette objection en admettant plusieurs espèces d'animalcules pour causes de toute contagion dans le règne végétal, comme dans le règne animal : elle ne me semblerait donc porter aucune atteinte à mon hypothèse. Nous ne connaissons encore, très-probablement, que les géants du monde microscopique : comment pourrions-nous donc limiter le nombre des espèces, je dirai même des genres des atômes organisés et invisibles qui portent la contagion sur ces deux règnes de la nature ? L'absolu est une chimère, et tout est relatif. Nos infiniment petits ne sont même pas des nains pour des êtres de leur sphère : cependant, c'est presque toujours dans la sphère étroite de nos sens que nous cherchons l'explication des phénomènes qui sont au-dessus, ou au-dessous de leur portée. Ce que nous connaissons du monde microscopique suffit amplement pour nous convaincre qu'il est infiniment plus peuplé que celui qui se manifeste à nos sens. Or, admettons seulement que les atômes organisés qui produisent toutes les maladies contagieuses soient de diverses espèces, quoiqu'ils appartiennent tous à un même genre, et nous aurons l'explication la plus complète des différences qui doivent exister dans les symptômes, dans les caractères, et dans les moyens de propagation de toutes les maladies contagieuses. Puisqu'il est démontré que l'éruption cutanée et contagieuse, connue sous le nom de gale, est produite par un insecte microscopique; puisque la piqûre d'un autre *insecte atmosphérique* et presque invisible, dont j'attesterai bientôt l'existence, est mortelle comme celle du serpent à sonnettes; puisque ma raison se refuse à expliquer toutes les circonstances de la contagion ou de la constante propagation du choléra-morbus, si je ne l'attribue pas à des myriades d'animalcules qui se reproduisent par la génération, ne suis-je pas en droit de me persuader que mon hypothèse est fondée sur les lois de l'analogie comme sur de grandes probabilités ? Où je trouve les mêmes effets, ne doit-il pas m'être permis de reconnaitre les mêmes causes ?

D'épouvantables ravages, me dira-t-on peut-être encore, produits par des atômes invisibles, offrent à l'imagination une hypothèse inadmissible. Ne pourrais-je pas répondre que toutes les autres hypothèses substitueraient à ces atômes invisibles une cause également invisible ; qu'elles présenteraient toutes un grand nombre de difficultés et que ces difficultés seraient insurmontables. Mais, considérée en elle-même, cette objection ne me semblerait pas plus solide que la première. Il me suffira, pour la détruire, de fournir les preuves que j'ai promises de l'existence d'un insecte microscopique dont une seule piqûre est mortelle. Un extrait des feuilles allemandes, publié dans l'année 1827, est conçu en ces termes :

« *Un petit insecte, ou ver, dont on a, pendant longtemps, révoqué*
» *en doute l'existence, quoique Linnée en ait fait mention dans les*
» *nouveaux actes de la société royale d'Upsal, comme existant dans*
» *les contrées marécageuses et septentrionales de la Bothie, a paru*
» *aussi cet été dans le nord de la Livonie. Il est si petit qu'à peine*
» *on peut l'appercevoir à la vue simple. Pendant les grandes chaleurs,*
» IL TOMBE DE L'AIR SUR LES HOMMES *et sa piqûre cause une tumeur qui*
» *devient mortelle si l'on n'y porte promptement remède* ». (1).

Puisqu'il est constaté qu'une seule piqûre d'un insecte presque invisible *et tombé des régions atmosphériques*, a la puissance de briser ou de corrompre tous les ressorts de notre organisation, comment serait-il inadmissible que des myriades d'atômes organisés, placés seulement sur une zône plus reculée du monde microscopique, pussent produire des ravages aussi funestes ? Quels sont donc nos motifs et nos droits, pour révoquer en doute l'existence et la puissance destructive de plusieurs autres espèces d'insectes microscopiques qui nous seraient encore inconnues ? Est-il possible de se dissimuler qu'à cet égard nos investigations sont encore

(1) Extrait des feuilles allemandes, inséré dans le Journal des Débats du 28 septembre 1827.

dans l'enfance; que nous ne possédons même point encore les
puissans instrumens d'optique qui initieront peut-être les siècles
futurs dans les mystères d'un monde atmosphérique, dont nous
ne connaissons qu'à peine les encélades, les baleines et peut-être
les éléphans ? Un seul fait suffira pour justifier cette triste vérité.
Quoique les savans Moufet, Hauptmann, François Rédi, Linnée,
de Geer, Fabricius, Latreille, Galès et Fournier, aient formelle-
ment confirmé les ingénieuses suppositions des Ingrassias et des
Joubert, en constatant l'existence de l'insecte microscopique qui
produit la gale, et qui comme le ciron, a été nommé *Acarus*, quoiqu'ils en aient donné les formes dessinées d'après nature; que le
savant Galès ait même reconnu que le nombre de ses pattes est de
six dans quelques individus et de huit dans quelques autres, ce qui
semble indiquer, non la différence des sexes, mais deux espèces
différentes, d'autres savans médecins et physiciens n'ont fait que
d'inutiles tentatives pour découvrir cet Acarus. Cependant, les
noms des Alibert et des Biett, des Meunier, des Galéotti, des
Chiaruggi et des Morgagni, ne nous attestent-ils pas que leurs nombreuses observations microscopiques ont été faites avec les soins
les plus minutieux et avec les meilleurs instrumens qu'il fût possible
d'employer.

Mais ce n'est point assez que la loi des analogies et les plus fortes
probabilités nous conduisent à n'attribuer les causes de toutes les
maladies pestilentielles qu'à des animalcules qui se dérobent à la
faiblesse de nos instrumens microscopiques : cette hypothèse me
semble confirmée encore par des phénomènes atmosphériques
relatifs à ces maladies et par les méthodes pharmaco-chimiques,
qui ont obtenu contre elles les succès les plus remarquables.
Longtemps avant nous, l'antiquité avait constaté que quelques localités avaient toujours été inaccessibles aux contagions pestilentielles. Suivant Strabon, la salubrité de l'air de Crotone était passée
en proverbe, et Pline nous apprend que cette ville et celle de Locres

n'avaient jamais connu ni les tremblemens de terre, ni les atteintes de la peste (1). Aujourd'hui, nous savons par M. de Humboldt, quel est, sur la route de Vera-Cruz à Mexico, le point géographique au-delà duquel le voyageur n'a plus à craindre la contagion du vomito négro : l'ouvrage de M. le docteur Devèze et plusieurs mémoires nous attestent que la fièvre jaune a souvent dévasté l'île de Saint-Domingue, sans que la contagion ait jamais pénétré dans ses Mornes ; qu'à la Jamaïque, la ville de Kinstown en a souvent été infectée et que celle de Spanishtown, qui en est à peine éloignée de deux lieues, n'en a jamais été attaquée ; que le quartier de Sainte-Anne à la Martinique a toujours été un asile assuré contre les invasions de cette cruelle maladie ; que le Gros Ilet, qui touche à Sainte-Lucie, voit impunément la contagion promener ses ravages sur cette île (1). Ces phénomènes atmosphériques, dont il serait facile de citer des exemples plus nombreux, ne semblent-ils pas démontrer que la cause des contagions pestilentielles ne peut pas être une substance inanimée? Suffirait-il de dire que la cause de la contagion, quelle que soit sa nature, ne sympathise point avec l'atmosphère de ces lieux toujours salubres? Toutes les probabilités, au contraire, ne se réunissent-elles pas encore ici pour nous convaincre que des corps organisés peuvent seuls opposer une résistance *constamment instinctive* à tous les mouvemens de l'atmosphère qui tendraient à les transporter dans une sphère ennemie de leur organisation? Concevrait-on que ce fût à des particules de matière

(1) Strabon, lib. 6, pag. 180, édition de Casaubon. Pline, lib. 2, cap. 96.

(2) Je ne me dissimule point que les non-contagionistes prétendront que je confonds ici des foyers d'infection avec la prétendue contagion ; mais j'ose espérer que je repousserai victorieusement cette objection, lorsque j'aurai à reconnaître que le système de nos contagionistes n'est qu'une conséquence inattaquable de l'erreur générale qui règne encore sur les véritables causes de toutes les maladies pestilentielles. Au reste, dans toute supposition, comment expliquerait-on ces phénomènes, sans admettre l'organisation des causes infectantes ?

inorganique, que la nature aurait pu dire, comme l'Éternel aux flots de l'Océan : *vous nagerez librement dans les vapeurs de l'atmosphère ; mais je vous assigne ces limites, vous ne les passerez jamais?* Si la physique ou la chimie, s'obstinant à n'attribuer la contagion qu'à des substances inorganiques, prétendaient expliquer, soit la force d'inertie que ces substances opposeraient aux plus violentes secousses de l'atmosphère, soit la subite neutralisation de leurs propriétés délétères, dès qu'elles passeraient la ligne au-delà de laquelle la contagion n'est plus à craindre, à quels systêmes compliqués et téméraires ne seraient-elles pas obligées d'avoir recours? Disons plus ; ne faudrait-il pas encore faire une commune application de ces systêmes, péniblement élaborés et si peu vraisemblables, à diverses localités qui, considérées dans leurs latitudes, leur topographie et leurs phénomènes météorologiques, n'auraient entre elles aucune analogie? Le systême des animalcules, au contraire, fait encore, de lui-même, disparaître toutes ces difficultés, car la nature accorde à toutes ses productions organisées, les facultés instinctives qui sont nécessaires à leur conservation : si elle permet qu'elles soient transportées hors des conditions attachées à leur existence, c'est qu'elle souscrit à leur destruction.

Une observation, à laquelle on n'a probablement point encore attaché assez d'importance, a été faite par le docteur Devèze, pendant son long séjour dans les États-Unis : « *C'est que l'atmosphère ne* » *se charge point d'orages et qu'il est difficile d'obtenir une étincelle* » *électrique pendant tout le temps que la fièvre jaune exerce ses fureurs.* » *Ne pourrait-on pas présumer, ajoute M. Devèze, que ce fluide agit* » *par défaut? Mais ce n'est là qu'une présomption tellement obscure* » *qu'elle nous devient tout-à-fait inutile*(1). » N'y aurait-il pas, au contraire, trop de timidité dans l'abandon si facile de cette conjecture? Ne pourrait-on pas aussi, sans manquer aux égards, à la recon-

---

(1) M. Devèze, Traité de la Fièvre jaune, page 116. Paris, 1820.

naissance même que méritent de grands talens et de grands services , se demander si c'est en examinant aussi superficiellement un phénomène de cette importance, que la science fera de grands progrès dans la découverte des véritables causes de toutes les maladies contagieuses ? N'est-ce pas évidemment *parce que* l'atmosphère n'est pas chargée de fluide électrique., que l'épidémie peut exercer librement ses ravages ? Dans cette supposition , ce phénomène n'appelle-t-il pas le médecin à chercher dans l'électricité des secours très-efficaces contre la contagion de ce fléau (1) , et ne plaide-t-il pas encore puissamment en faveur de mon hypothèse ? N'est-ce pas en effet sur les corps organisés que le fluide électrique, toutes les fois que l'atmosphère en est saturée, exerce l'action la plus manifeste et la plus incontestable ? Cet agent destructeur ne semble-t-il pas alors attaquer l'organisation, non seulement dans l'organisation même , mais encore dans les substances qui tendent à la recevoir, et dans celles que la nature ou la main de l'homme viennent d'en priver ? Sans parler de l'action bien connue que la surabondance du fluide électrique exerce sur notre propre organisation , combien de fois n'a-t-elle pas fait évanouir les espérances de l'industrie , en frappant de mort l'insecte qui fournit à nos manufactures les élémens de leurs plus brillans tissus ? Combien de fois , sous l'humble appentis de la chaumière , le même phénomène, combattant celui de l'incubation , n'a-t-il pas restitué à la masse de la matière inorganique des substances qui déjà commençaient à recevoir le complément de l'organisation ? Combien de fois , enfin , poursuivant l'organisation jusque dans ses débris inanimés , ce fluide atmosphérique n'a-t-il

(1) Cette observation critique n'a peut-être pas été perdue pour le bien de l'humanité. Dès le mois de février , j'avais fait remettre à M. Pariset le manuscrit de ce Mémoire. Suivant la Gazette de France du 2 mai , ce savant médecin a reconnu tout récemment, *que les frictions électriques présentent un haut degré de puissance et d'énergie contre le choléra-morbus.* Un pas de plus conduira probablement à reconnaître qu'elles peuvent détruire les causes même de ce fléau.

pas anticipé sur l'action du temps, en portant, sur des chairs pal-
pitantes encore, les germes et l'odeur de la putréfaction? Or, s'il
m'est démontré, par l'observation de M. Devèze, que le fluide
électrique est destructif de la cause immédiate de la fièvre jaune ;
si je dois reconnaître encore que ce fluide est également destructif
de toute organisation qui n'a point reçu de la nature une force de
réaction organique suffisante à sa conservation, ne dois-je pas en
conclure qu'il ne fait cesser les ravages de la fièvre jaune que parce
qu'il faut attribuer la cause de ce fléau à des corpuscules animés
qui, appartenant au monde microscopique, ne peuvent lui opposer qu'une réaction organique beaucoup trop faible pour résister à
l'énergie de son action destructive ?

Un phénomène, observé pendant le règne d'une maladie pestilentielle, est consigné dans un recueil de Mémoires publié par ordre
de Louis XV. Il y est dit que, pendant la peste qui ravagea Lyon
(dans l'année 1728), la propagation de ce fléau offrit une par-
ticularité très-singulière. « *Cette singularité,* dit ce mémoire, *s'é-*
» *tendait même sur les lieux infectés : les maisons pleines d'immondices*
» *étaient, pour ainsi dire, des lieux de sûreté. Les rues étroites, les*
» *logemens resserrés, les quartiers étouffés, ces lieux qui semblent si*
» *propres à recevoir les impressions de la peste, n'étaient pas les asiles*
» *les plus suspects : c'étaient les collines, les lieux le plus aérés qui*
» *étaient les plus exposés aux ravages de la maladie* » (1).

Il me serait permis, sans doute, d'attribuer l'insalubrité des
lieux pleins d'immondices, des rues étroites et des quartiers étouffés,
à des foyers d'infection produits par des atômes organisés d'un
autre genre, ou d'une autre espèce que ceux auxquels nous devons le fléau des maladies pestilentielles, et d'en conclure que le

---

(1) Traité des causes, des accidens et de la cure de la Peste, etc., etc., fait et
imprimé par ordre du Roi, pages 28 et 29. Paris, 1744. Il est digne de remarque
que ce phénomène s'est reproduit à Vienne, dans l'invasion du choléra-morbus.

phénomène dont il est question doit s'expliquer par l'antipathie réciproque de deux systèmes organisés, quoique l'action de l'un et de l'autre sur l'organisation humaine ne fût pas dépourvue de quelques analogies. Mais, pour me renfermer dans mon hypothèse spéciale, je me bornerai à demander encore ici s'il ne serait pas de toute impossibilité d'expliquer la marche si remarquable de cette contagion, en ne l'attribuant qu'à des miasmes, ou à des fermens inorganiques? Nous avons vu que, sur la route de Véra-Cruz à Mexico, un point géographique, qu'il me soit permis de dire une climature, est une barrière que la cause nécessairement organisée du vomito-negro s'abstient toujours de franchir. Ici, c'est dans une même ville que les causes de la peste s'abstiennent encore de pénétrer dans quelques rues, dans quelques maisons mal aérées, tandis qu'elles vont porter autour de cette ville le fléau de la contagion. N'y a-t-il pas évidemment dans cette marche une impulsion plus que matérielle, *un choix de direction, une détermination instinctive* qui excluent toute idée de substance inorganique? N'est-ce pas, dans une autre sphère, le limaçon qui se replie dans sa coquille et qui change de route lorsque ses cornes oculaires sont offensées par un corps étranger? Je ne puis entrevoir ici qu'une objection à m'opposer : elle pourrait se fonder sur ce que mon explication de ce phénomène accorde des facultés sensitives, un instinct de conservation, même une espèce de libre arbitre, à des atômes d'une telle petitesse qu'ils seront peut-être toujours inaccessibles à nos sens. Je ne ferai qu'une réponse à cette objection : c'est que celui-là seul aurait le droit de me l'opposer qui pourrait avoir la témérité de déterminer quelle est la plus petite parcelle de matière qui puisse être organisée par la nature, et qui puisse en recevoir, avec l'instinct de veiller à sa conservation, des impulsions relatives à son organisation.

Si je cherche quelques inductions directes dans les remèdes pharmaco-chimiques qui ont obtenu le plus de succès dans les divers traitemens des maladies pestilentielles, je ne trouve encore que de nouveaux argumens en faveur de mon hypothèse. Il m'importe de remarquer d'abord, qu'en attribuant toujours la cause de ces maladies à diverses substances inorganiques, toutes les opinions se sont accordées sur ce principe fondamental, que le développement des foyers primitifs de toutes les infections exige, dans une proportion indéterminée, une combinaison de chaleur et d'humidité : je remarquerai encore que, s'il est généralement reconnu que des contagions se propagent d'un pôle à l'autre, malgré l'altération quelquefois considérable de ces conditions, on n'a jamais dit, on ne pensera même jamais, que la contagion puisse se propager dans l'absence presque totale de la chaleur ou de l'humidité. Peut-être serais-je en droit de prétendre que ces observations préliminaires établissent déjà deux phénomènes qui s'expliqueront toujours plus facilement en attribuant tous les foyers d'infection et toutes les contagions au développement et à la multiplication de quelques corpuscules organisés, qu'en leur donnant pour cause des substances inorganiques. Mais poursuivons.

Dans un mémoire très-remarquable, que les savans rédacteurs des Annales maritimes et coloniales se sont empressés d'insérer dans leurs feuilles, il est dit : « *Qu'une chaleur ardente et sèche parait* » *détruire, en les dilatant, les miasmes de la fièvre jaune, comme* » *ceux de la peste* (1). » Il me semble que la destruction, ou la neutralisation de toute substance inorganique par une sécheresse ardente, surtout par la dilatation, n'est pas aussi facile à comprendre que la dessiccation de quelques myriades d'animalcules, et par conséquent, que l'anéantissement de leur système organique, par leur immersion dans une atmosphère sèche et ardente, évidemment destructive des conditions de chaleur et d'humidité sans lesquelles il ne peut exister aucune organisation. L'auteur de

____

(1) Annales maritimes et coloniales, mois d'octobre 1821, page 868.

ce mémoire conseille aussi, d'après quelques heureuses expériences, l'usage de la glace, en boissons, en bains et en frictions. Serait-ce donc aussi par leur condensation que les mêmes substances
inorganiques perdraient leur action délétère? Non, sans doute.
La contradiction serait trop manifeste. Cependant ces deux observations si remarquables ont été confirmées par des autorités
très-imposantes ; mais, s'il est difficile de concevoir qu'une substance inorganique puisse perdre ses propriétés délétères dans une
atmosphère *sèche et ardente,* comme dans une atmosphère *humide
et glaciale,* on conçoit très-facilement que ces deux atmosphères
doivent également porter un coup mortel au plus faible des systèmes organisés dont nous puissions nous faire une idée. Ainsi, des
phénomènes qui, dans toute autre hypothèse, seraient inconcilia-
bles, s'expliquent encore naturellement dans la seule hypothèse qui
me paraisse admissible.

Si je compulse tous les mémoires que j'ai pu me procurer, et si
je fais la rapide énumération des autres remèdes qui ont été em-
ployés le plus généralement et avec le plus de succès, dans les
diverses maladies pestilentielles et contagieuses, j'y vois d'abord
des remèdes antiphlogistiques et des calmans, tels que la saignée,
l'eau d'orge, le petit-lait, des lavemens émolliens, etc. etc., dont
l'effet doit se borner à diminuer l'inflammation des organes et les
souffrances des malades, mais qui ne peuvent pas avoir la propriété de remonter jusqu'à la source de ces terribles maladies : j'y
vois ensuite des remèdes dont la puissante énergie peut attaquer
la cause même de ces fléaux de l'humanité, tels qu'un mélange de
mercure doux et de jalap, des eaux gazeuses artificielles saturées
autant que possible d'acide carbonique, des potions composées
d'éther, de camphre, de musc et de castoréum, d'autres d'éther,
de camphre et de laudanum, jusqu'à la dose effrayante de
80 gouttes; du sulfate de quinine ou de soude, administré à des
doses très-fortes et réitérées, etc., etc. ; des frictions générales sur

toutes les parties du corps avec des liqueurs spiritueuses saturées de quinquina ; d'autres, avec les plus violens acides ; des embrocations huileuses ammoniacées , jusqu'à rubéfaction ; des escarrhotiques ou violens caustiques appliqués sur l'épigastre au moyen d'une éponge imbibée d'acide nitrique, etc. , etc. Parmi les remèdes préservatifs , je vois la combustion de la poudre à canon, l'emploi des chemises trempées dans une forte décoction de soufre ; le soin de remplir les voies de la respiration de camphre , de vinaigre des quatre voleurs , de tabac mâché, etc. , etc. Or, si je me permets de réfléchir sur ces données générales , quelques réminiscences d'un cours de physique ne m'autoriseront-elles pas à demander si les plus énergiques de ces remèdes et de ces préservatifs ne sont pas plus évidemment de nature à combattre et à repousser tout système quelconque d'animalcules ennemis de notre désorganisation , qu'à détruire ou neutraliser des substances quelconques supposées inorganiques ?

« *Pourquoi donc , me dira probablement ici un censeur plus impa-*
» *tient que rigide, vous présentez-vous sur un terrain qui vous est*
» *inconnu, et quel est votre but ? Si quelques notions de physique vous*
» *font reconnaître, dans l'application de ces remèdes, un système de*
» *thérapeutique approprié à votre hypothèse, que vous importe que la*
» *médecine soit encore dans l'incertitude sur les véritables causes des*
» *maladies pestilentielles ? Puisque, de votre propre aveu, elle combat*
» *ces causes, même sans les connaître, par les remèdes qu'exigent vos*
» *idées systématiques, n'est-il pas évidemment inutile, pour le bien de*
» *l'humanité, que votre hypothèse soit adoptée ou rejetée par la méde-*
» *cine , et que de nouvelles expériences soient tentées pour en apprécier*
» *le mérite réel ou imaginaire ? Et, s'il reste encore à la médecine*
» *quelques pas à faire pour diminuer le nombre des victimes de ces ter-*
» *ribles maladies, auriez-vous la témérité de vous croire appelé à lui*
» *donner des conseils ?* » J'ai dû prévoir cette interpellation, il me sera facile d'y répondre. C'est , en effet , parce que la médecine ne

me semble parvenue qu'à force de tatonnemens, je dirai même à son insu , à combattre les maladies pestilentielles par des méthodes plus appropriées à mon hypothèse qu'à toute autre, qu'elle ne me paraît point satisfaire encore à toutes les exigences de cette hypothèse. Dès-lors, l'extrême importance de bien connaître les causes de ces maladies reste toujours démontrée; dès-lors encore, s'il faut m'exposer aux traits du sarcasme pour entrer plus avant dans mon hypothèse , et pour énoncer mon opinion sur les procédés qui, par une conséquence de cette hypothèse, pourraient , dès les premiers symptômes, triompher de toutes les maladies pestilentielles , je n'hésiterai point à braver toute accusation de témérité. Je puis, sans contredit, séduit par une conviction très-intime, me laisser entraîner dans les voies de l'erreur; mais il n'est point d'une nécessité absolue que je ne sois pas dans celles de la vérité, et les armes du ridicule sont presque toujours de mauvais argumens. Je me dévouerai donc, et j'aurai le courage d'émettre mon opinion toute entière.

Ce n'est point inconsidérément que j'ai compris sous la dénomination générale de maladies pestilentielles , toutes les maladies contagieuses , puisqu'elles me paraissent toutes avoir les mêmes causes et les mêmes effets , sous diverses modifications. Mon intelligence et ma raison se confondent devant tous les phénomènes que ces diverses maladies nous présentent, si je ne m'attache à en chercher les causes que dans des substances inorganiques. Tous ces phénomênes , au contraire , ne sont plus que les produits naturels d'une cause naturelle facile à concevoir , si je les attribue à l'existence de quelques animalcules de différentes espèces et doués de diverses propriétés. Que les poisons si actifs de l'hydrophobie et de la vipère puissent porter, dans toute économie animale, la plus prompte désorganisation, quoiqu'ils ne renferment peut-être que des gaz délétères ou d'autres substances organiques, cela peut facilement se concevoir. Dans ces cas, l'infection s'effectue par une insertion

profonde qui met en communication le système organique de l'in-
fectant avec celui de l'infecté. Il y a donc, dans ces circonstances ,
ente ou greffe animale , inoculation complète et infaillible. Ce n'est
pas que ces virus , comme celui de la syphilis , ne puissent être
encore les véhicules de quelques atômes organisés : sur ce point ,
l'expression du doute me semblerait au moins permise. Si , dans
l'état actuel de nos connaissances , il serait probablement impossible
d'appuyer cette hypothèse d'une démonstration physique ou rationnel-
nelle , ce n'est pas, sans doute, un motif pour affirmer qu'elle sera
toujours inadmissible.

Mais , que des substances inorganiques ne se bornent point à
épuiser leur funeste action sur des millions de victimes , que le
nombre de ces victimes ne fasse qu'étendre l'empire de leur puissance dévastatrice ; que , pendant plusieurs générations , ces substances inorganiques se reproduisent à l'infini et parcourent successivement les plages des deux continens , qu'elles se multiplient,
qu'elles se propagent ainsi , sans inoculation , même sans contact
immédiat , je ne puis voir , dans une contagion de cette nature ,
qu'un malheureux sort jeté sur l'espèce humaine , que le plus
épouvantable des maléfices. Contre un fléau de cette espèce , il ne
peut exister d'autre remède que la puissance des talismans et des
phlactères. Oserais-je donc faire un crime aux non-contagionistes
de se refuser à croire que , dans le 19ᵉ siècle , les esprits de ténè-
bres versent encore sur la terre leurs funestes poisons ? Et , s'il
me faut admettre le seul système que ces savans incrédules aient
pu substituer à tant de prodiges , envain mille autorités , envain
ma raison me diront-elles que des foyers d'infection ne se développent constamment , ne peuvent même se développer que sous
une température élevée et dans des contrées humides et marécageuses ; que les substances inorganiques dont on les suppose com-
posés , pourraient , sans doute, répandre au loin leur action délétère ; mais que des foyers mêmes d'infection ne peuvent ni s'éten-

dre d'un pôle à l'autre , ni se propager sur les points géographiques les moins susceptibles de recevoir , ou de fomenter des foyers
d'infection ; en un mot , il faudra que j'admette que le choléra-
morbus , le Mordeché de l'Inde , qui s'est manifesté d'abord vers
les embouchures du Gange , a pu propager son foyer d'infection
même , sur les hautes montagnes du Népaul comme dans les
mornes de l'Ile Maurice ; dans les sables brûlans de l'Arabie,
comme dans les steppes de la Tartarie ; dans les déserts du Diar-
békir , comme sur les rives de la Baltique. Si je puis , à la rigueur,
m'expliquer cet autre phénomène , en me soumettant à reconnaître que, de sophismes en sophismes , les mots *contagion* et
foyers d'infection sont devenus synonymes , pourrai-je , par le même
expédient , expliquer comment , sur la route de Vera-Cruz à
Mexico , et sur tant d'autres points géographiques , des foyers d'infection , dépourvus de toutes facultés instinctives , ont la puissance
de se renfermer dans des limites déterminées , quoiqu'un autre
foyer d'infection , évidemment de même nature , ait pu s'étendre
des bords du Gange sur les sommets du Népaul , sur les vastes
déserts de l'Arabie et jusque sur les côtes des Iles Britanniques ?
Et , s'il m'était démontré que le choléra a pu recevoir une extension si considérable , sans contagion médiate ou immédiate , ne
serait-ce pas une raison de plus pour en conclure que cette immense extension n'a pu s'effectuer que par la constante reproduction des causes infectantes , par les organes de la génération ?

Les plus grandes probabilités de mon hypothèse résultent donc
de ce qu'elle applanit naturellement les insurmontables difficultés
que nous présentent ces deux systèmes contradictoires ; de ce
qu'elle explique par les lois les plus simples de la nature tous les
phénomènes qui ont fait naître tant de discussions scientifiques
sur les qualifications d'endémique , de contagieuse ou d'épidémi-
que , qui sont encore attribuées et refusées à plusieurs maladies
pestilentielles. Suivant mon hypothèse , la diversité des symptômes

de ces maladies, de leurs caractères, de leurs effets, de phénomènes qu'elles nous présentent, peuvent être les résultats *naturels et nécessaires* de la diversité des corpuscules organisés qui en
sont les causes immédiates : cette diversité dans les espèces ou
dans les genres de ces atômes organisés est également une conséquence *naturelle et nécessaire* de la diversité des foyers de putréfaction, tant végétale qu'animale, qui renferment leurs différens
germes, et qui, s'ils ne les fécondent pas, favorisent au moins
le développement de leur pernicieuse organisation.

Est-il donc incompatible avec les lois de la nature que les foyers
de toutes les infections se composent du développement des germes
de plusieurs espèces d'animalcules plus ou moins nuisibles à notre organisation ? Serait-il possible de soumettre à des calculs,
même approximatifs, la quantité et la variété des substances animales et végétales qui entrent, soit isolément, soit par divers mé-
langes, dans leurs innombrables compositions ? Ces combinaisons
si variées, par cela seul que leurs bases sont de différentes natures,
ne doivent-elles pas renfermer des germes de plusieurs espèces
d'insectes microscopiques ? Une température plus ou moins élevée, plus ou moins soutenue ; une humidité plus ou moins constante, ne doivent-elles pas favoriser le développement des uns,
sans faire sortir les autres de la matière inorganique ? L'axiôme
qui dit : *Corruptio unius, generatio alterius,* n'ajoute point *semper
ejusdem generis.* Concevrait-on, au contraire, qu'il dût ne se développer qu'une seule espèce d'insectes microscopiques dans la
multitude des foyers d'infection qui existent sur tous les points de
la terre ; dans les immenses amoncellemens de sauterelles qui,
dans plusieurs contrées de l'Egypte, tombent en putréfaction toutes les fois que les vents ne les précipitent pas dans la mer ; dans
les lagunes infectes que laisse toujours la retraite du Nil ; dans la
décomposition des substances animales et végétales qui sont constamment refoulées sur les côtes des Antilles et dont il sort des

nuages de moustiques qui , par leur origine , déposent en faveur
de mon hypothèse ; dans le limon fangeux et corrompu dont sont
toujours couvertes les rives et les bouches du Gange ; dans les
vastes plaines marécageuses qui , sous le nom de Steppes , sont
répandues sur les deux continens ; dans les parages , dans les Iles
qui sont si souvent les tombeaux des navigateurs ; dans les divers amas d'imondices dont la civilisation ne parviendra jamais à
purger entièrement les cités populeuses et les étroites habitations
de l'indigence , etc. , etc. ? Tant de foyers d'infection , dont les
bases sont si diverses , ne doivent-ils pas récéler les germes d'un
nombre infini d'espèces d'animalcules microscopiques dont une
température élevée , combinée avec l'humidité , suffit pour infec-
ter l'atmosphère ?

Je me persuade que des idées si simples , si évidemment d'ac-
cord avec la marche ordinaire de la nature , et que tendent à
suggérer d'innombrables analogies qui tombent tous les jours sous
nos sens , ne doivent pas être nouvelles. Il est donc difficile de s'expliquer comment elles ne sont pas encore généralement adoptées ,
et comment elles n'ont pas encore fait reconnaltre , qu'en essayant
d'établir une distinction entre la propagation des foyers d'infection et la contagion , on est insensiblement tombé dans une dispute
de mots. En effet, l'air , à proprement parler , est-il donc susceptible de recevoir une infection quelconque? Sa substance même
est-elle donc susceptible de corruption ? Lorsque nous disons que
l'air est infecté , ne voulons-nous pas dire uniquement qu'il est le
véhicule de quelques substances nuisibles à notre organisation ?
Ne résulte-t-il pas de cette seule distinction que , dans toute hypothèse sur les causes des maladies contagieuses, il doit y avoir
foyer d'infection , c'est-à-dire atmosphère chargée de substances
nuisibles , partout où la contagion médiate exerce ses ravages ;
et qu'il doit y avoir contagion médiate ou immédiate , partout ou
l'infection est évidemment sortie de son foyer primitif? Si je sup-

pose que le choléra-morbus reparaisse aujourd'hui sur les rives
du Gange, et qu'il n'étende pas au loin ses ravages, quelle que
soit la nature des substances qui s'élèvent sur ses bords, et qui se
répandront dans l'atmosphère, je pourrai concevoir que ce foyer
d'infection ne soit point contagieux ; mais dès que ce fléau s'éten-
dra sur les rives de la Baltique et de la Tamise, sa contagion sera
à mes yeux une conséquence inévitable de cette propagation,
parce que ces causes infectantes n'auront pu recevoir un déplace-
ment si considérable que par une contagion successive ; en un
mot, *parce que ce n'est point immédiatement et sans infection inter-
médiaire,* que les causes infectantes auront parcouru tout l'espace
qui sépare les bouches du Gange de la Baltique et des Iles Britanniques.

Les contagionistes et leurs adversaires plaident donc indirecte-
ment la cause de mon hypothèse. Les premiers soutiennent la contagion comme un fait irrécusable, attesté par mille témoignages
authentiques, par mille événemens dont un seul suffirait pour
anéantir toutes les allégations négatives qu'il serait possible d'y
opposer. Cependant, l'impossibilité de justifier la reproduction
d'une manière inorganique les a mis dans la nécessité d'accorder à
leurs nombreux et savans adversaires que, sous quelques tempé-
ratures, la contagion pouvait n'être que l'extension des foyers d'infection. Or, cette concession involontaire, évidemment inadmissible si l'air lui même n'est pas susceptible d'être infecté, où s'il n'y
a pas eu reproduction successive des causes infectantes, n'est-elle
pas un argument tacite en faveur de mon hypothèse? Soutenir
l'authenticité de la contagion et reconnaître en même temps qu'elle
est impossible par une matière inorganique, n'est-ce pas se mettre
encore dans la nécessité d'attribuer la contagion à des substances
organisées? En repoussant le fait incontestable de la contagion,
parce qu'ils ne peuvent pas admettre la reproductibilité d'une matière infectante toujours supposée inorganique, les non contagio-

nistes ne se placent-ils pas eux-mêmes dans l'alternative de persister dans la dénégation d'une multitude de faits authentiques dont l'évidence les accable (1), ou d'expliquer enfin la contagion par l'adoption de mon hypothèse?

Je n'entreprendrai point de donner plus d'extension a cette informe et très-incomplète exposition de mon hypothèse sur les causes de toutes les maladies contagieuses. Des développemens plus méthodiques, appuyés de toutes les justifications qu'ils pourraient recevoir, exigeraient des connaissances qui me sont étrangères, de nombreux renscignemens qui ne sont point à ma disposition, et plus de temps que l'urgence des circonstances ne me permet d'en consacrer à l'examen de cette question. J'ose espérer, néanmoins, que je suis parvenu, en n'employant que le simple langage de la conviction, à établir que de fortes probabilités, de frappantes analogies et plusieurs phénomènes observés dans diverses maladies contagieuses, autorisent la supposition qu'elles sont toutes produites par différentes espèces d'animalcules microscopiques. De ces prémisses à leur conséquence, c'est-à-dire à l'adoption d'un systême de thérapeutique propre à combattre toutes les maladies contagieuses, avec l'espoir d'un succès qui n'a point encore été obtenu, il me semble qu'il n'y aurait qu'un pas à faire. Ce systême ne devrait-il pas être le même pour toutes ces maladies, sous la seule condition de le modifier suivant la nature des ravages que ces insectes invisibles portent dans notre organisation et surtout suivant les organes qui en sont les premiers affectés? J'essayerai de présenter cette proposition dans des termes moins vagues par l'application que j'en ferai aux phénomènes qui ont été observés dans des maladies pestilentielles et dans le choléra-morbus de l'Inde.

Les maladies pestilentielles qui, dans les années 1664 et 1720,

(1) *Voyez* le rapport de M. Cuvier à l'Académie des Sciences, séance du 24 avril 1825; et les Annales maritimes et coloniales du mois de juillet 1825, page 153.

(32)

ravagèrent les villes de Londres et de Marseille, nous sont connues
par plusieurs mémoires. Il a été constaté que, dans ces maladies,
le cerveau et la membrane muqueuse de l'estomac éprouvaient toujours les plus fortes lésions. Celle de Londres offrit des phénomènes
très-remarquables dont plusieurs corps savans auraient pu faire
l'objet de leurs méditations. La maladie commençait, presque toujours, par l'attaque du cerveau, mais avec des circonstances très-
diverses. Les mémoires qui nous ont transmis ces renseignemens
et quelques autres non moins dignes d'attention, s'expriment en
ces termes : *« Les maux de tête ne pouvaient être calmés que par*
» l'extinction de tout sentiment : les plus grands tourmens paraissaient
» moins insupportables : il semblait aux malades qu'on leur fendait la
» tête et qu'elle sautait en éclats. Ce supplice inexplicable était constant
» jusqu'au dernier soupir, etc. , etc. Les pestiférés les moins tourmen-
» tés étaient accablés d'un sommeil profond. Cet assoupissement mortel
» les saisissait dès le commencement de la maladie. Les narcotiques les
» plus puissans n'auraient pas jeté les sens et l'esprit dans un tel en-
» gourdissement..... Le seul bruit d'une trompette pouvait les réveiller ;
» encore fallait-il y pousser l'air avec violence. Ce sommeil léthargique
» était aussi subit et aussi imprévu que le délire : il saisissait au milieu
» des occupations qui agitaient le corps et l'esprit. Dans les conversa-
» tions, on voyait un homme animé se taire tout-à-coup, fermer les
» paupières, pencher la tête, dormir d'un profond sommeil. »

« Mais d'autres malades éprouvaient des accidens opposés : les
» agitations étaient si cruelles, l'insomnie était si affreuse qu'elles
» éludaient toute la force de l'opium. La mort seule pouvait finir les
» tourmens. »

« Les sueurs n'étaient pas des sueurs ordinaires : elles coulaient
» comme des torrens..... Elles étaient aussi variées que les accidens ;
» tantôt blanchâtres, ou citronnées, ou vertes ; tantôt noires, rouges
» ou pourprées..... Leur durée n'était pas moins étonnante..... La mort
» même n'arrêtait pas cette espèce de débordement. L'eau s'écoulait par

» *les pores de certains cadavres, comme s'ils eussent été des corps*
» *vivans.* »

« *Dans la peste de Marseille, la tête s'appesantissait tellement*
» *qu'elle était pour les malades un fardeau insupportable. A cette pé-*
» *santeur se joignaient un étourdissement et un trouble semblable à ceux*
» *que cause l'ivresse.* »

« *Des inflammations gangréneuses ruinaient les tissus du cerveau*
et de la poitrine, etc. (1).

« *Certaines pestes n'attaquent que les hommes; d'autres que les*
» *animaux; d'autres qu'un sexe plutôt que l'autre. Celle de Milan,*
» *dans les années 1556 et 1568, fut surtout cruelle aux femmes, aux*
» *jeunes hommes et aux enfans.* » (2).

« *Presque toutes les observations que M. Soullié fit à Aix, à l'é-*
» *poque de la peste de Marseille, présentèrent des inflammations gan-*
» *gréneuses dans le cerveau et dans les poumons : dans toutes les têtes*
» *ouvertes, les vaisseaux du cerveau, de ses enveloppes, de sa surface,*
» *de la substance corticale et médullaire intérieure et extérieure,*
» *etc. etc...., étaient gonflés et remplis d'un sang épais et noirâtre.*
» *Dans sa troisième observation, après avoir essuyé la surface exté-*
» *rieure de la dure-mère, elle parut toute marquetée d'une infinité de*
» *taches pourprées* SEMBLABLES A DES PIQURES DE PUCES (3). »

Le Mémoire que M. Kéraudren, inspecteur-général du service
de santé de la marine royale, a écrit sur le choléra-morbus de
l'Inde, semble établir bien des rapports avec les fléaux dont il
vient d'être question. Suivant son témoignage : « *Des médecins*
» *anglais ont aussi trouvé une véritable congestion dans le cerveau des*
» *victimes de cette affreuse maladie : les sinus et les veines de cet organe*

(1) Traité des causes et des accidens de la Peste, ouvrage déjà cité, pages
33 à 40.

(2) Même Traité, page 47.

(3) Traité des causes et des accidens de la Peste; ouvrage déjà cité, pages 261
à 264.

» *étaient gorgés et distendus par un sang noir, quelquefois même il*
» *était répandu en nappes sur toute la masse cérébrale..... Si la mort*
» *avait été très-prompte, la membrane muqueuse de l'estomac n'offrait*
» *à sa surface que quelques taches superficielles. Mais, si la maladie*
» *avait été plus longue, la phlegmasie était plus caractérisée ; les taches*
» *brunes, ou noires, ne pouvaient pas être effacées, et paraissaient*
» *intéresser l'épaisseur des tuniques.* »

Ce savant médecin nous dit aussi « *que dix inspections cadavéri-*
» *ques ont été faites par M. le docteur Labrousse à l'île Bourbon ; que*
» *le cerveau ne présentait aucune altération sur quelques individus ;*
» *que, chez d'autres, le sinus longitudinal était gorgé de sang..... ;*
» *que la membrane muqueuse gastro-intestinale était saine chez les uns,*
» *et que, chez d'autres, elle présentait une phlogose intense, etc. Il*
» *nous dit enfin que, dans l'Inde, les médecins anglais ont considéré*
» *cette maladie comme spasmodique et nerveuse ; qu'à l'île Maurice,*
» *M. le docteur Michel l'a prise pour une affection typhoïde ; qu'à l'île*
» *Bourbon, M. Labrousse y a vu une espèce de fièvre ataxo-adyna-*
» *mique ; et qu'à Pondichéry, M. le docteur Gravier a fait de cette*
» *maladie une gastrite.* » (1)

Quelle foule de réflexions la constante uniformité d'une partie de
ces phénomènes et l'étrange diversité de plusieurs autres ne pré-
sentent-elles pas, non-seulement à la médecine et à la physiologie,
mais même à tout homme que la direction de ses études aura
familiarisé avec des investigations critiques ? A ce dernier titre, ne
me sera-t-il pas permis d'ouvrir les yeux sur les indications les plus
formelles que ces diverses observations pourront m'offrir ?

Toutes les lésions organiques qui ont été observées dans les pestes
de Londres et de Marseille se représentent dans le choléra-morbus :
les symptômes de ces maladies offrent aussi les plus grands rap-

______

(1) M. Kéraudren, Annales maritimes et coloniales, décembre 1824, pages 556
558.

ports : il n'est donc pas possible de douter qu'elles n'aient toutes été provoquées par des causes de même nature. Dans la peste de Londres, le cerveau était toujours attaqué dès le principe de la maladie ; mais les victimes de ce fléau éprouvaient les accidens les plus contradictoires. Ils étaient tout-à-coup surpris par des maux de tête qui les faisaient mourir dans des supplices insupportables : un sommeil léthargique en accablait d'autres jusqu'à leur dernier soupir : quelques autres étaient livrés aux plus violentes agitations et condamnés à une insomnie continuelle : d'autres, enfin, étaient jetés dans des étourdissemens comparables aux suites de l'ivresse. Les mêmes parties du cerveau n'étaient donc pas toujours affectées dans cette maladie, ou elles ne l'étaient pas pas de la même manière. Puis-je reconnaître, dans une marche si diverse, dans des effets si différens, l'action toujours uniforme de la matière inorganique ? Les effets, ou salutaires ou pernicieux, que produisent sur notre organisation les végétaux, les minéraux, les sels, les acides, les liqueurs gazeuses ou spiritueuses et toutes les autres substances inorganiques, ne sont-ils pas toujours les mêmes, quoique leur action soit modifiée suivant la force de réaction que nos organes peuvent leur opposer ? Que la physique et la chimie réunissent leurs méditations et leurs efforts, pourront-elles composer une substance inorganique qui, administrée à quatre individus, par doses approximativement égales (car il est évident que rien ne peut m'autoriser à poser la question dans d'autres termes), ait la propriété de faire souffrir au premier un supplice comparable à celui de lui fendre la tête ; de jeter le second dans l'ivresse, le troisième dans une insomnie rebelle à toute la puissance de l'opium, et le quatrième dans un sommeil léthargique qui ait encore la propriété de faire ruisseler des corps de ces malades, même après leur mort, des sueurs de toutes les couleurs, telles que blanchâtres, noires, vertes et pourprées. Si ces corps savans étaient obligés de m'avouer qu'aucune substance inorganique ne

pourrait avoir ces diverses propriétés, ne serais-je pas autorisé à
en conclure que des accidens, si variés et si contradictoires, ne
peuvent être produits que par des causes organiques qui, obéis-
sant à diverses impulsions instinctives, se portent sur diverses parties du cerveau et des autres organes, et doivent y exercer une diversité d'actions qui n'appartient point à la matière inorganique ?

Cette explication naturelle semble s'enchaîner d'elle-même dans
d'autres explications non moins naturelles. Elle fait d'abord cesser
mon étonnement de ce que de célèbres médecins ont adopté quatre
avis différens sur les caractères spécifiques du choléra-morbus.
Ces caractères devaient éprouver autant de variations que les causes
organisées de cette maladie employaient sous leurs yeux de moyens
divers pour attaquer, dans leurs victimes, les sources de la vie. Elle
m'explique aussi pourquoi le bruit d'une trompette ne parvenait
à retirer momentanément les malades d'un sommeil léthargique,
que quand l'air était introduit dans cet instrument, et devait par
conséquent en sortir avec une violence extraordinaire. Je conçois,
en effet, que ce n'était pas l'intensité du bruit qui pouvait para-
lyser dans le cerveau du malade la cause de cette léthargie, mais,
que l'action du système organisé qui s'y était introduit pouvait être
suspendue par la violence des vibrations saccadées qui étaient im-
primées à l'air atmosphérique. Je trouve encore des rapports très-
directs et très-naturels, je dirai même très-expressifs, entre les
explications précédentes et l'observation qui constate que, dans
quelques cerveaux, la dure-mère a paru marquetée d'une infinité
de taches pourprées *qui ressemblaient à des piqûres de puces*. Cette
série d'explications naturelles me fait enfin connaître pourquoi des
maladies pestilentielles ont attaqué un sexe de préférence à l'autre ;
l'espèce humaine plutôt que des animaux, *et vice versa*. Il ne serait
peut-être pas impossible, à la rigueur, d'expliquer, tant bien que
mal, ce phénomène, en ne l'attribuant qu'à des substances inorganiques : mais, il me devient très-facile d'en trouver l'explication

la plus naturelle si j'en cherche la cause dans des substances organisées. Dans le premier cas, il faudrait nécessairement avoir
recours à des prédispositions très-conjecturales et peu concluantes ;
dans le second, je vois un **choix** déterminé par une impulsion
instinctive qui n'est point sujette à l'erreur et qui suit les lois im-
muables de la nature.

Puisque toutes ces observations sont autant de confirmations de
mon hypothèse, je ne doute plus que la cause des maladies pestilentielles ne soit organisée. Les indications que ces mêmes observations me présentent pour combattre ces fléaux de l'humanité ne
me paraissent pas moins précises.

La concordance des renseignemens qu'elles me fournissent ne
m'autorise-t-elle pas à me persuader que, dans ces maladies, les
deux voies de la respiration sont toujours celles qui conduisent les
causes infectantes dans les organes du cerveau et dans ceux de
l'estomac ; que les ravages qu'elles portent sur ces deux organes,
*soit qu'elles les attaquent simultanément, soit qu'elles n'en attaquent
qu'un seul, sont également destructifs de notre organisation ?* Ne
suis-je donc pas fondé à en conclure *que c'est sur ces deux organes
et non sur un seul,* toutes les fois que les symptômes font connaître
qu'ils sont tous les deux envahis, qu'il faut, *sur-le-champ,* faire
pénétrer des substances qui aient la propriété de réagir sur le système organisé qui commence à s'y établir sur les ruines de l'organisation humaine? Dès lors, le problème dont je cherche la solution
ne serait-il pas complètement résolu **si**, dans les attaques du cerveau,
comme dans celles de l'estomac, la médecine pouvait faire pénétrer
dans toutes les parties de ces deux organes qui, après la mort,
ont présenté diverses lésions, des substances qui fussent tout à la
fois destructives d'un très-faible système organisé, et peu nuisibles
à l'organisation incomparablement plus forte de l'espèce humaine (1)?

(1) Quoique j'aie essayé d'établir que, dès les premiers prodrômes de la mala-

Dans cette hypothèse , enfin , ce nouveau système de thérapeutique , modifié suivant toutes les exigences , n'obtiendrait-il pas le même succès contre les causes de toutes les maladies contagieuses ?

Toujours en garde , toujours prévenu même contre toute idée systématique , j'ai recherché consciencieusement , mais toujours en vain , dans les mémoires que j'ai consultés , un phénomène pathologique qui fût inconciliable avec l'opinion que j'ose émettre ou avec ses conséquences : je ne puis même qu'en trouver une nouvelle confirmation dans les méthodes de thérapeutique qui , suivant le mémoire de M. Keraudren , ont été employées contre le choléra-morbus de l'Inde. Ce savant médecin a recueilli les relations de sept attaques de cette maladie , qui ont été traitées avec un succès remarquable par M. Saint-Yves , dans l'Inde, et par M. Lefèvre , pendant sa relâche à Manille. Il résulte de ces faits qu'un seul malade a succombé et qu'il faut attribuer sa mort à des causes étrangères à cette maladie ; que les six autres sont entrés en pleine convalescence quelques heures après l'administration des potions de laudanum , d'éther et de camphre , et l'emploi des frictions d'huile camphrée sur l'épigastre. Mais , il est de la dernière importance de remarquer que nul de ces cas particuliers ne présentait des symptômes qui pussent faire soupçonner que les causes infectantes se fussent introduites dans le cerveau. Ces symptômes , presque toujours les mêmes , se réduisaient aux indications suivantes : « *vives douleurs à l'épigastre, soif ardente , sentiment d'us-*

die , il est indispensable d'attaquer les causes mêmes de ce terrible fléau sur tous les organes envahis , je suis loin de prétendre qu'il puisse suffire de détruire les causes infectantes , lors même qu'elles ont déjà exercé de funestes ravages. Il n'est pas alors moins urgent , sans doute , d'avoir recours aux traitemens qu'exigent les lésions organiques que les symptômes font connaître. Mais je n'ai pas dû me permettre d'aborder cet objet secondaire , parce qu'il est tout-à-fait étranger à mes considérations philosophiques , et qu'il entre évidemment dans les attributions de la médecine qui s'en est trop exclusivement occupée.

» *tion à l'estomac et dans les intestins, respiration entrecoupée, face*
» *hippocratique, pouls petit, intermittent ; crampes dans les membres*
» *abdominaux, prostration de forces....... Selles visqueuses et noirâ-*
tres. » La septième observation est la seule dans laquelle il soit dit
que, *dans la convalescence du malade*, la tête était devenue un peu
douloureuse et pesante. Je suis donc fondé à croire, qu'en confirmation de mon hypothèse, MM. Saint-Yves et Lefèvre n'ont obtenu
d'heureux succès dans ces cas particuliers, que parce qu'ils ont fait
pénétrer, sur les organes gastriques, *les seuls qui eussent été envahis,*
des substances qui devaient détruire un très-faible système organisé, tandis que l'organisation de l'homme avait la force de réagir
contre elles : je ne fais pas enfin le plus léger doute que ces procédés n'eussent été insuffisans si, dans ces circonstances particulières,
les organes du cerveau eussent été également envahis ; mais les
symptômes ne l'indiquaient nullement.

Je ne terminerai point cet écrit sans essayer de me justifier d'un
reproche qui pourrait m'être adressé avec quelque apparence de
justice. Parmi les argumens que j'ai produits en faveur de mon
système, je n'ai pas cru devoir oublier la loi des analogies, quoique, dans le langage philosophique, elle ne soit point suffisante
pour établir victorieusement une hypothèse. Mais le reproche qu'on
pourrait me faire à cet égard serait-il fondé ? Le système général de
cette puissance occulte, toujours active, toujours intelligente; de
cette force, dirai-je motrice ou imprimée, qui est le principe de
tout mouvement et de toute organisation, n'est-il pas coordonné
dans toutes ses parties ? J'appliquerai donc plus spécialement ces
harmonies à mon hypothèse. Il a fallu tout le talent et toute la per-
sévérance de M. Artaud, chimiste et naturaliste de la Martinique,
pour découvrir que la phosphorescence de l'Océan est produite
par des myriades d'animalcules dont il n'est parvenu à constater
l'organisation qu'en en rassemblant, au moyen de la filtration, une
grande quantité sur un plateau de verre placé au foyer d'un très-

bon microscope (1). Ces myriades d'atômes organisés et invisibles qui couvrent la surface de l'Océan et de la Méditerranée, seraient-elles donc une faible induction pour nous faire admettre que le fluide atmosphérique doit recéler un phénomène de même nature?

Mais c'est dans le fluide atmosphérique même que les harmonies de la nature offrent la plus puissante confirmation de mon hypothèse. Il n'est pas possible de douter que ce fluide ne soit toujours le véhicule d'une masse inappréciable de germes végétaux, qui se sont soustraits jusqu'à nos jours à toutes les observations microscopiques, et dont nous ne pouvons nous faire une idée que par le développement de leur organisation. Partout où ces germes invisibles et impalpables rencontrent des substances inanimées, douées de quelques propriétés nutritives, il suffit que les conditions de chaleur, d'humidité et de repos, qui sont nécessaires à toute organisation végétale, leur permettent d'y jetter des racines, pour qu'ils nous présentent, dans leur végétation, le phénomène des mousses et des moisissures sous toutes les formes et sous toutes les couleurs. Observé au microscope, ce phénomène offre à nos yeux des forêts dont tous les arbres ont un tronc, des branches, des feuilles et des fruits. Nous découvririons, sans doute, les diverses espèces du règne animal qui s'attachent à l'écorce, aux feuilles et aux fruits de ces arbres, si nos instrumens d'optique pouvaient nous faire pénétrer plus avant dans ce mystère de la nature. Cependant, ce phénomène n'est point un fait particulier : partout où se rencontrent les conditions de chaleur, d'humidité et de repos qu'il exige, une immense et surabondante quantité de ces germes végétaux est toujours prête à le produire. Il est donc évident que l'atmosphère en est toujours et partout saturée, lors même qu'au jugement de nos sens, elle est le plus complètement dégagée de toute substance étrangère. Cette évidence de ce qui se passe dans le règne végétal, hors de la portée

(1) Annales maritimes et coloniales , mois d'avril 1825, page 364.

de nos sens, ne nous fait-elle pas connaître ce qui doit également
existeur dans le règne animal ? Serait-il donc judicieux de prétendre
que les harmonies de l'organisation animale et végétale, qui se manifestent sur la terre et dans les abîmes de l'Océan, ne doivent point
se reproduire dans le fluide atmosphérique?

Cependant, si l'atmosphère doit toujours être chargée d'atômes
organisés et invisibles, ou de leurs germes fécondés, comme elle
l'est évidemment de germes végétaux, les objections qu'il serait possible d'opposer à mon hypothèse, ne pourraient plus porter que sur
les propriétés plus ou moins nuisibles, des divers atômes organisés dont le fluide atmosphérique est le véhicule. Or, prétendre
assigner des limites aux propriétés de ces divers animalcules, nés
dans des saisons diverses et sous diverses latitudes, ne serait-ce pas
se jeter dans des suppositions chimériques que le système général
de la nature suffirait pour condamner ? ne serait-ce pas s'inscrire
en faux contre les analogies les plus frappantes, contre des iden-
tités même qu'il est impossible de révoquer en doute ?

Quel vaste champ ces harmonies de la nature, encore inaperçu-
ues, ne pourront-elles pas offrir un jour aux plus importantes
découvertes ! S'il était plus tard constaté que les atômes des règnes animal et végétal, dont le fluide atmosphérique doit être
l'élément, tendent, *les uns comme les autres,* à envahir les substances de leur règne respectif qui sont douées de propriétés nutritives, et lorsqu'ils les rencontrent dépourvues, soit par leur essence, *soit par mille accidens divers,* d'une action organique ou ré-
pulsive, suffisante à leur conservation, quelle immense révolution
la médecine physiologique ne serait-elle pas appelée à subir ! Pour
me borner à une seule indication du nouveau système de thérapeutique que cette découverte importante ferait nécessairement
adopter, je demanderai quelle serait alors la véritable explication
de l'un des plus grands phénomènes que la médecine puisse opé-
rer, celui de la révulsion. Faudrait-il répéter encore que, pour

détruire une inflammation , lorsqu'elle s'est fixée sur un organe vital , on communique *un excès de vie* à une autre partie de l'organisation , en l'attaquant avec le fer, avec le feu , avec les plus violens caustiques ; ou faudrait-il enfin penser qu'on porte sur cette autre partie *le désordre et la destruction* , et , qu'en la privant violemment de sa réaction organique , on livre une nouvelle pâture au système envahisseur qu'il s'agit de déplacer ? Mais où suis-je , où ce sentier m'a-t-il conduit ? Ces bornes colossales , ce bois touffu ne m'annoncent-ils pas que je franchis les enclaves du temple d'Esculape ? Imprudent , fuyons cette enceinte sacrée ; trop heureux si le Dieu qu'on y révère , si ses ministres surtout ne me font pas expier un égarement involontaire !

Toute hypothèse , même la plus séduisante , n'est encore qu'un problême à résoudre ; quelques essais , relatifs à celle que je propose , ne fourniraient probablement que de nouvelles présomptions en sa faveur. Elle ne sera donc pleinement confirmée, ou du moins hors de toute contradiction, que lorsqu'on aura découvert quelques animalcules microscopiques dans les organes de plusieurs victimes des maladies contagieuses , ou plutôt dans les bubons qui se manifestent dans la plupart de ces maladies (1). Mais ces ob-

(1) Serait-il même possible de donner une explication naturelle et satisfaisante des causes de toutes les éruptions cutanées des plus simples boutons , comme des pustules de la variole , des bubons vénériens , du furoncle , de l'anthrax , du charbon , de la peste , etc. , si on ne les attribuait pas à l'invasion et à l'action désorganisatrice de divers insectes qui nous sont encore inconnus ? Puisqu'il est impossible de révoquer en doute l'existence de ceux imperceptibles qui accompagnent l'éruption de la gale , puisque cette maladie ne résiste point à des bains sulfureux , et que ces bains doivent nécessairement détruire un système organisé qui n'exerce ses ravages que dans les cavités ou dans les pores de la peau , comment la médecine n'en conclut-elle pas encore unanimement que ces insectes sont la cause unique et non un effet de cette éruption contagieuse ? Ne serait-il pas aussi permis de se persuader que le mercure , administré en frictions générales , doit aller dé-

servations seront-elles faites , seront-elles répétées assez souvent et avec d'assez bons instrumens pour qu'on puisse en espérer quelques succès ? N'oubliera-t-on pas que des médecins et des physiciens de la plus haute réputation se sont vainement obstinés à découvrir l'Acarus , quoiqu'il eût déjà été observé et dessiné par plusieurs autres médecins ? Ne répétera-t-on pas encore ces mots décourageans que j'ai lus dans plusieurs mémoires : *les causes des maladies contagieuses resteront toujours inconnues ?* Et pourtant, de quoi s'agit-il ? De prendre la nature sur le fait dans l'une de ses nombreuses opérations. Or , cela n'est point impossible. Le docteur Schlagt a eu ce bonheur et n'a su pas en profiter. Lorsque la peste ravageait la ville de Leyde, ce médecin eut l'idée d'exposer à l'air , pendant la nuit, une vase remplie d'une eau très-pure : le matin , il trouvait cette eau couverte d'une espèce de crème ou d'écume ; les chiens qui buvaient de cette eau , mouraient dans quelques heures. Je ne m'arrêterai point à la très-grande probabilité que cette écume devait se composer de quelques myriades d'insectes que l'humidité de ce vase *avait seule pu y rassembler en*

truire , dans toutes les parties de l'organisation humaine , un système organisé et désorganisateur , comme il détruit tous les jours , par divers procédés , les vers et la vermine qui s'attachent particulièrement à la faible organisation de l'enfance ? Cette hypothèse n'offre-t-elle pas assez de probabilités pour qu'il soit difficile de s'expliquer comment la médecine ne l'a pas encore jugée digne de toute son attention. Mais n'est-il pas mille fois plus inexplicable que les causes du choléra-morbus soient encore complètement inconnues ? La médecine a-t-elle obtenu , non seulement depuis les îles Philippines jusque sur les rives de la Tamise , mais dans Paris même , un seul..... je ne crains pas de dire , *un seul succès remarquable ,* sans qu'elle ait administré , *dès les premiers symptômes de la maladie ,* des substances tellement ennemies de tout système organisé , qu'il eût suffi d'en augmenter imprudemment les doses pour qu'elles eussent été un poison mortel , même pour l'homme le plus fortement constitué ? Comment se fait-il donc qu'une observation , tout à-la-fois si frappante et si expressive , ne lui ait pas encore fait connaître la nature des causes de ce fléau? (*Note additionnelle , juin* 1832.)

si grande quantité. Mais ce médecin avait sous les yeux une masse bien précieuse de matière infectante : cependant, le mémoire que me fournit cette observation ne dit point qu'il ait soumis cette écume à des observations microscopiques (1). J'ose me persuader que, s'il n'eût pas négligé une occasion si favorable de reconnaître la nature de cette substance, il eut pu s'assurer, du moins par quelques mouvemens observés dans une masse si considérable, qu'elle se composait d'êtres organisés. Faut-il donc perdre tout espoir de renouveler cette expérience ? A-t-on même songé à faire des observations microscopiques sur le virus de la vaccine ? Si elles ont été faites, et qu'on n'en ait obtenu aucun résultat, ne pourrait-on pas en accuser la faiblesse de nos instrumens d'optique qui n'ont pas toujours suffi pour faire reconnaître l'Acarus. Si , au contraire , on parvenait à découvrir des insectes dans ce virus , ou dans celui de toute autre maladie cutanée, susceptible de con-tagion, que faudrait-il de plus , pour confirmer pleinement mon hypothèse , et pour que la médecine pût triompher de toutes les maladies contagieuses ?

(1) Traité des causes et des accidens de la Peste , déjà cité page 63.

FIN.